BEI GRIN MACHT SICH IHR WISSEN BEZAHLT

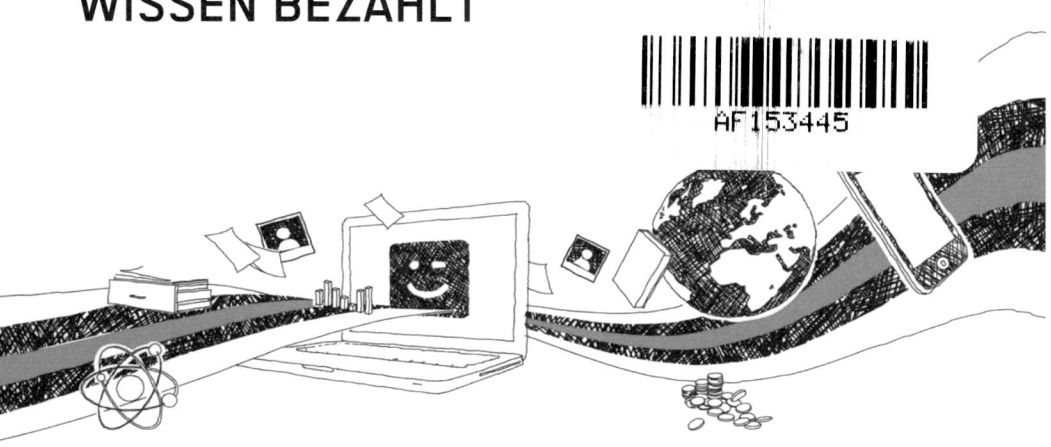

AF153445

- Wir veröffentlichen Ihre Hausarbeit,
  Bachelor- und Masterarbeit

- Ihr eigenes eBook und Buch -
  weltweit in allen wichtigen Shops

- Verdienen Sie an jedem Verkauf

Jetzt bei www.GRIN.com hochladen
und kostenlos publizieren

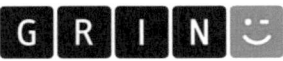

Gestaltung eines ausdauerorientierten Kurses Step-Aerobic. Gruppentraining

Anna Engler

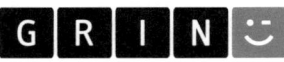

Bibliografische Information der Deutschen Nationalbibliothek:

Die Deutsche Nationalbibliothek verzeichnet diese Publikation in der Deutschen Nationalbibliografie; detaillierte bibliografische Daten sind im Internet über http://dnb.d-nb.de abrufbar.

ISBN: 9783389000243
Dieses Buch ist auch als E-Book erhältlich.

Hausarbeit

Name, Vorname	Engler, Anna
Studiengang	Bachelor of Arts Fitnesstraining
Studienmodul	Gruppentraining II
Termin Lehrveranstaltung (siehe Ergebnisdokumentation)	30.01.- 02.02.2024
Aufgabe	Erstellen Sie für ein ausdauerorieniertes Gruppen-trainingsangebot mit choreografischen Schwerpunkt eine Vollständige Unterrichstplanung.

Inhaltsverzeichnis

1 Kursthema

Der Kurs wurde unter dem Thema Step Aerobic konzipiert, welches darauf abzielt, die kardiovaskuläre Gesundheit zu verbessern, die aerobe Ausdauer zu steigern, Fettleibigkeit zu minimieren, Koordination zu fördern und die muskuläre Kraft zu erhöhen (Tous-Espelosān, Gorostegi-Anduaga, Corres, MartinezAguirre-Betolaza & Maldonado-Martin, 2020). Im Gegensatz zum High-Impact-Aerobic, das durch impulsive, belastenden Bewegungen charakterisiert ist, setzt Step Aerobic auf gelenkschonende Bewegungsmuster. Somit werden biomechanische Belastungen auf Gelenke, Bänder und die Wirbelsäule minimiert.

Standard Schritte des Step Aerobic sind zum Beispiel der Basic, Knee Lift, V-Step und Over the top. Zusätzlich werden Arm-Bewegungen integriert, um den Oberkörper mit einzubinden. Durch Dehnen während des Warm-ups wird die Flexibilität verbessert und das Verletzungsrisiko verringert (Behm, Blazevich, Kay & McHugh, 2016). Zusätzlich wird motivierende Musik eingesetzt, um das Training zu unterstützen und die Motivation der Teilnehmer zu fördern (Geipel & Weller, 2018).

Im Jahr 1989 erlitt Gin Miller während einer ihrer Wettkampfauftritte im Aerobic eine Knieverletzung, die sie zur einer Rehabilitationsphase zwang. Ihr Orthopäde empfahl ihr, als Teil ihres Rehatrainings zu Hause auf eine Holzkiste auf und ab zu steigen. Gin Miller integrierte zusätzlich Musik in dieses Training und entwickelte aus grundlegenden Aerobic-Schritten kleine, athletische Choreografien. Die dazu verwendete Musik passte sie speziell an die Geschwindigkeit des Auf- und Absteigens an.

Durch ihre Kontakte in der Fitnessindustrie konnte Sie die Firma Reebok von ihrem Programm namens Step-Aerobic überzeugen. Reebok entwickelte daraufhin eine höhenverstellbare Plattform für das Auf- und Absteigen. Zusätzlich produzierte Reebok eine eigene Musik, welche präzise auf das aerobe Training abgestimmt wurde. Die Musikgeschwindigkeit war im Bereich von 114 bis 118 Beats per Minute (Bpm).

Im Jahr 1990 wurde Gin Millers Trainingsprogramm erstmals auf der FIBO in Köln präsentiert. Die Kursräume waren überfüllt, und die Begeisterung unter den Trainerinnen und -Trainern war groß. Ein neuer Aufschwung im Bereich des Aerobics war somit eingeleitet (Landessportbund, 1999).

2 Externe Bedinungen

2.1 Räumlichkeiten

Der Kursraum hat mit 8x12 Metern eine Größe von 96 m^2. Er hat eine rechteckige Form und ist frei von Säulen, was eine uneingeschränkte Bewegungsfreiheit der Teilnehmer garantiert. Kleingeräte sind in einem separaten Nebenraum untergebracht, um während der Kursstunden ausreichend Platz zu gewährleisten. Die Ausstattung des Kursraums umfasst eine Vielzahl von Kleingeräten wie Kurzhanteln, Langhanteln, Stepper, Matten, Therabänder, Flexibar, Gymnastikbälle und Pezzibälle. Zusätzlich stehen Pulsuhren zur Verfügung, die zur Messung der Trainingsherzfrequenz während der Kurse ausgeliehen werden können. Die Beleuchtung im Raum ist mittels eines Drehreglers dimmbar, um die Atmosphäre des Kurses entsprechend anzupassen. Eine Panorama-Fensterfront mit integrierten Fensterelementen sorgt für optimale Lichtverhältnisse, gute Belüftung und ein einzigartiges Ambiente in jeder Kursstunde. Um auch bei hohen Temperaturen eine angenehme Kursstunde zu gewährleisten, ist eine Klima- und Lüftungsanlage installiert. Der Boden des Raumes ist aus rutschfesten Parkett. Spiegel entlang der drei Wände ermöglichen den Teilnehmern, ihre Bewegungen zu kontrollieren und die Übungen der Kursleiterin aus verschiedenen Blickwinkeln zu betrachten. Eine auf Rollen verschiebbare Musikanlage ermöglicht die Wiedergabe von CDs und verfügt über einen AUX-Anschluss sowie Bluetooth. Musik wird zusätzlich über vier an den Raumecken angebrachten Lautsprecher abgespielt. Um die Trainerin auch bei lauter Musik gut hören zu können, steht ein Head-Set zur Verfügung . Des Weitern verfügt der Raum über eine kleine Bühne für die Kurstrainerin, damit alle Kursteilnehmer die Trainerin gut sehen können.

2.2 Zielgruppe

Tabelle 1: Zielgruppe

Zielgruppe	
Alter	18-60 Jahre, durchscnittsalter 35 Jahre
Geschlecht	70 % Frauen, 30 % Männer
Anzahl der Teilnehmer	15-20 Teilnehmer
Leistungslevel	Einsteiger und mittleres Niveau
Auschlusskriterien	Herz-Kreislauf-Erkrankungen, Akute Verletzungen des Bewegungsapparates, Fortgeschrittene Schwangerschaft ohne ärztliche

	Genehmigung, Akute entzündungen, unkontrollierte Bluthochdruckwerte, Herzrhythmusstörungen, unbehandelte Atemwegserkrankungen, Schwere neurologische Erkrankungen
(persönliche) Ziele	
Ziel 1	Verbesserung der allgemeinen Fitness, mit steigerung der Ausdauer und förderung der kardiovaskulären Gesundheit
Ziel 2	Gewicht zu verlieren und Körperfett zu reduzieren

3 Inhaltsplanung

3.1 Trainingsmethode

Die Auswahl der Trainingsmethode ist abhängig von den persönlichen Zielen und dem Leistungslevel der Kursteilnehmer. Aufgrund der wenigen Erfahrung im Bereich des Step Aerobic und Zielen der Kursteilnehmer wurde die extensive Dauermethode gewählt (Hollmann & Strüder, 2009, S.418-419). Das Ziel dieser Methode besteht darin, eine gute Grundlagenausdauer aufzubauen, die als Basis für das Training dienen soll. Effekte der extensiven Dauermethode ist die Ökonomisierung der Herzkreislaufarbeit, Verbesserung der peripheren Durchblutung, positive Beeinflussung der Blutfettwerte, Stärkung des Immunsystems, langfristige Senkung des Blutdrucks und Verbesserung der Bewegungsökonomie (Hollmann & Strüder, 2009, S.411-414). Diese Effekte sind optimal, um die in Tabelle 1 genannten Ziele der Kursteilnehmer umzusetzen.

3.2 Belastungsdauer und- Intensität

Laut Hollozy et al. (1998, 1011) wird empfohlen, für ein Fettstoffwechseltraining mindestens 60 Minuten Ausdauertraining durchzuführen. Aus diesem Grund beträgt die Belastungsdauer der Kursstunde mit Warm-up und Cool-down insgesamt 60 Minuten. Die Belastungsintensität liegt zwischen 60 und 75% der maximalen Herzfrequenz (Hf_{max}), welche optimal für unsere Anfänger geeignet ist. Außerdem sollten die Kursteilnehmer mindestens mit einer Intensität von 60% Hf_{max} in den Hauptteil des Trainings starten, damit ein trainingswirksamer Reiz stattfinden kann. In diesem Intensitätsbereich werden außerdem die Grundlagenausdauer und der Fettstoffwechsel trainiert (Spriet, 2014).

Die Intensität der Kursstunde und damit die Trainingsherzfrequenz werden mithilfe der ACSM-Formel "Thf = Hfmax x Intensität in %" berechnet. Eine Voraussetzung der Intensität ist die im vorausberechnete Trainingsherzfrequenz mittels eines Ausdauertests (WHO- Fahrradergometer Test nach IPN). Somit weiß der Teilnehmer vor der Kursstunde über seine Trainingsherzfrequenz Bescheid und kann während des Kurses darauf achten. Während der Kursstunde instruiert der Kurstrainer die Teilnehmer in regelmäßigen Abständen dazu, ihre Trainingsherzfrequenz im Blick zu behalten. Gesteuert wird die Belastungsintensität mit unterschiedlichen Bewegungsvariation (Variation in der Raumnutzung), Zeit (schnellere Musik), Kraft (größere Bewegungen). Außerdem kann die Belastung durch koordinative Kombinationsbewegungen mit Armen, Beinen und Drehungen gesteuert werden. In diesem Kurs findet eine Steigerung der Belastungsintenstität der Zeit statt, vom speziellen Warm-up zum Hauptteil wird die Musikgeschwindigkeit von 125 Schlägen pro Minute (bpm) auf 135 bpm erhöht und somit die Schritte schneller und intensiver durchgeführt. Zusätzlich wird die Belastung in diesem Kurs durch koordinative Kombinationsbewegungen gesteuert, wie beispielsweise im speziellen Warm-up. Dabei wird der Step Touch mit eingestützten Armen an der Hüfte eingeführt, im nächsten Schritt bleibt der Step Touch und es wir die Arm-/Oberkörperbewegung Reverse Butterfly zusätzlich eingeführt.

3.3 Eingesetzte Aufbau- und Hilfsmethoden

Als Aufbaumethode für den Kurs wurde das Layering gewählt. Die Idee hinter dem Layering besteht darin, einzelne Schichten zu bilden. Ausgehend von einem einfachen Grundschritt werden Schicht für Schicht Schrittanpassungen vorgenommen, um die endgültige Choreografie des Blocks zu gestalten. Als Beispiel wird Block 2 (32 ZZ) des Kurses mit sechs Wiederholungen V- Step eingeleitet und mit einer Wiederholung Repeater Knee Lift beendet. Im nächsten Schritt wird die 3.-6. Wiederholung V-Step mit zwei Wiederholungen Over the Top ausgetauscht. Als letzter Schritt wird die zweite Wiederholung Over the Top zu einem L-Step geändert. Die Choreographie ist somit vollständig und kann durch Wiederholungen geübt werden. Als didaktisches Instrument wird zum einem das Face-to-Face-Unterrichten angewendet, wobei der Kurstrainer den Kursteilnehmern zugewandt ist und die Übungen spiegelverkehrt ausführt. Diese Methode ermöglicht es dem Kursleiter, Blickkontakt mit den Teilnehmern zu halten, ohne ihnen den

Rücken zuzuwenden. Bei komplexeren Schritten sollte sich der Kurstrainer jedoch wieder dem Spiegel zuwenden.

Als zusätzliche Hilfsmethode wurde der Schritt Tap (frontal) als Holding Pattern eingebaut. Er fungiert zum einem als Platzhalter und kann für Kursteilnehmer, die rausgekommen sind verwendet werden, um diese wieder in die Choreografie zu führen. Außerdem ermöglicht er es, Informationen an die Teilnehmer weiterzugeben, ohne dabei stehen bleiben zu müssen. Um den Kursteilnehmern leicht verständlich mitzuteilen, in welche Richtung sie sich bewegen sollen, welche Schritte als nächstes folgen und um den Rhythmus vorzugeben, wird hier das. Cueing (Handbewegungen) als Hilfsmethode mit eingebaut.

3.4 Verwendete Musik

Die Musik des Kurses ist mit Musikbögen à 32 Zählzeiten abgemischt und wird kontinuierlich während der gesamten Kursstunde ohne Unterbrechungen abgespielt. Während des Warm-ups wird Musik mit einer Geschwindigkeit von 120 Schlägen pro Minute (bpm) gespielt. Während des Warm-ups wird eine Musik mit einer Geschwindigkeit von 120 Schlägen pro Minute (bpm) verwendet, um Bewegungen langsam und kontrolliert auszuführen zu können. Im Hauptteil des Kurses wird die Geschwindigkeit auf 135 bpm erhöht, um die Bewegungen zu beschleunigen und das Herz-Kreislauf-System zu stimulieren und zu trainieren (Kulinski, Ofori, Visotcky, Smith, Sparapani & Fleg, 2022). Im Cool-down eins wird eine Musikgeschwindigkeit von 120 bpm gespielt, um die Intensität langsam zu senken. Während des Cool-downs zwei wird bewusst eine Musik mit einer Geschwindigkeit von 100 bpm genommen, um sicherzustellen, dass sich der Puls der Kursteilnehmer reguliert und der Körper sich entspannen kann (Mir, Chowdhury, Islam, Ling, Chowdhury, Hasan & Higashi, 2021).

3.5 Konkrete Inhalte

3.5.1 Begrüßung

Eine freundliche Begrüßung zu Beginn der Kursstunde kann einen bedeutenden Einfluss auf den Verlauf der Trainingseinheit sowie auf die Stimmung und Motivation der Kursteilnehmer haben (Neumann, 2022). Bei neuen Teilnehmern ist es von großer Bedeutung, sich persönlich vorzustellen, so kann eine positive Beziehung zu den Kunden aufgebaut werden. Es ist auch von Vorteil, einige Minuten vor Beginn des Kurses anwesend zu sein. Somit kann die Kurstrainerin neue Mitglieder begrüßen und mit Kursteilnehmern sprechen, die möglicherweise aktuelle Beschwerden und Fragen haben. Zu Beginn Motivierende Worte, eine kurze Erläuterung des Schwerpunkts und des Verlaufs der Kursstunde können dazu beitragen, das Interesse und die Aufmerksamkeit der Kursteilnehmer zu wecken.

Eine kurze technische Einweisung zu Beginn der Stunde kann für neue Anfänger von Vorteil sein, um sicherzustellen, dass alle Kursteilnehmer mit den grundlegenden Bewegungsabläufen vertraut sind. Dies dient dazu, mögliche Verletzungen zu vermeiden und ein Gefühl von Sicherheit und Vertrauen zu geben.

Tabelle 2: Allgemeinse Warm-up/ Spezielles Warm-up

Einleitung (ca. 3 Minuten/ ohne Musik)

Begrüßung der Kursteilnehmer und Nennung der Kursstunde, allgemeine Technik-, Sicherheits- und Trainingshinweise, Motivation der Kursteilnehmer

Phase: Allgemeines Warm-up (ca. 5 Minuten/ Musik 125 bpm)

Ziel: Anregung des Herz-Kreislauf-Systems, Mobilisation der Gelenke, Anregung des Nervensystems, Mentale Vorbereitung auf die Stunde

Schritt/ Beinbewegung	Arm-/ Oberkörperbewegung	Methodisches Vorgehen/ weiter Hinweise
		Blockaufstellung, Steps stehen „auf Lücke", Lineare Progression (LP)
Stand; Beine hüftschmal parallel	Arme gleichzeitig über die Seite hoch und wieder tief führen (circle)	Große, langsame Bewegung, dabei tief Ein- und Ausatmen
March re./li.	Arme schwingen locker mit	LP: Schritt wird eingeführt, Knie hoch, Oberkörper bleibt aufrecht und auf Spannung
March re./li.	Arme eingestützt an der Hüfte, Daumen zeigen nach vorne	LP: Schritt bleibt gleich, Armbewegung wird eingeführt, im Oberkörper aufrecht bleiben
Step Touch re./li.	Arme eingestützt an der Hüfte, Daumen zeigen nach vorne	LP: Armbewegung bleibt gleich, Schritt ändert sich Oberkörper bleibt aufrecht und auf Spannung
Step Touch re./li.	Reverse Butterfly mit gestreckten Armen, Handfläche zeigt nach oben, bei Step Arme zur Seite öffnen, bei Touch Arme vor Brust Schließen	LP: Schritt bleibt gleich, neue Armbewegung wird eingeführt, im Oberkörper während der Armbewegung aufrecht bleiben, Schulterblätter hinten zusammenziehen
Double Step Touch re./li.	Reverse Butterfly mit gestreckten Armen, Handfläche zeigt nach oben, bei Step Arme zur Seite öffnen, bei Touch Arme vor Brust Schließen	LP: Armbewegung bleibt gleich, Schritt ändert sich, etwas tiefer gehen bei den Schritten

Schritt/ Beinbewegung	Arm-/ Oberkörperbewegung	Methodisches Vorgehen/ weiter Hinweise
Double Step Touch re./li.	Rudern tief, Brust aufrichten, Arme nach vorne gestreckt	LP: Schritt bleibt gleich, neue Armbewegung wird eingeführt, im Oberkörper während der Armbewegung aufrecht bleiben

Phase: spezielle Warm-up (ca. 5 Minuten/ Musik 120 bpm)
Ziel: Vorbereitung der Schritte des Hauptteils, Vorbereitung der im Hauptteil beanspruchten Muskulatur

Schritt/ Beinbewegung	Arm-/ Oberkörperbewegung	Methodisches Vorgehen/ weiter Hinweise
Tap up (frontal) re./li.	Oberkörper aufrecht, Arme eingestützt an der Hüfte, Daumen zeigen nach vorne	Kennenlernen/ Einbezug des Steppers
Tap up (frontal) re./li.	Oberkörper aufrecht, Arme schwingen in einer achter Bewegung gestreckt mit	LP: Schritt bleibt, Armbewegung wird eingeführt Kennenlernen/ Einbezug des Steppers
Stand am Boden. re. Knie zur Brust ziehen, Becken bleibt gerade (20-30 sek.)	Arme umfassen das Knie, Sprunggelenk wird rotiert.	Mobilisation des Sprunggelenks und der Hüfte, Aktivierung der Beinmuskulatur
Stand am Boden. li. Knie zur Brust ziehen, Becken bleibt gerade (20-30 sek.)	Arme umfassen das Knie, Sprunggelenk wird rotiert.	Mobilisation des Sprunggelenks und der Hüfte, Aktivierung der Beinmuskulatur
Stand am Boden. Re. Verse zum Gesäß ziehen, Becken Kippen und aufrichten (10x)	Hand auf der Seite des gebeugten Bein umfasst das Sprungkelenk, andere Seite wird seitlich auf Schulterhöhe ausgestreckt und versucht nach hinten zu ziehen, Handfläche zeigt nach oben	Pre-Stretch/dynamisches Dehnen der Oberschenkelvorderseite und der Brust
Stand am Boden. Li. Verse zum Gesäß ziehen, Becken Kippen und aufrichten (10x)	Hand auf der Seite des gebeugten Bein umfasst das Sprungkelenk, andere Seite wird seitlich auf Schulterhöhe ausgestreckt und versucht nach hinten zu ziehen, Handfläche zeigt nach oben	Pre-Stretch/dynamisches Dehnen der Oberschenkelvorderseite und der Brust
Stand am Boden. Re. Bein ausgestreckt auf dem Stepper auflegen, Zehen sind angezogen, Das auf dem Boden stehende Bein leicht gebeugt (20-30 sek)	Arme dürfen als unterstützung auf dem Bein abgestützt werden, Oberkörper beugt sich gerade nach vorne	Pre-Strech der Oberschenkelrückseite und Wadenmuskulatur

Stand am Boden. Li. Bein ausgestreckt auf dem Stepper auflegen, Zehen sind angezogen, Das auf dem Boden stehende Bein leicht gebeugt (20-30 sek)	Arme dürfen als unterstützung auf dem Bein abgestützt werden, Oberkörper beugt sich gerade nach vorne	Pre-Strech der Oberschenkelrückseite und Wadeenmuskulatur
Tap up (frontal) re./li.	Swinging arms	Einbezug des Steppers
Schulterschmaler Stand auf dem Stepper, tiefe Kniebeuge (wenn möglich), Versen dürfen dabei leicht abheben	Hände halten sich an der Stepper Mitte, abwechselnd geht ein Arm nach oben richtung Decke und langsam wieder zurück zur Mitte, Oberkörper bleibt dabei Aufrecht	Pre-Strech und Mobilisation der Bein-, Rücken-, Gesäß-, Hüft- und Wadenmuskulatur

Tabelle 3: Hauptteil

Hauptteil (ca. 35 Minuten/ Musik 135 bpm)

Ziele: Verbesserung der allgemeinen aeroben Ausdauer und Koordination (intermuskulär)

ZZ	Beinbewegung	Armbewegung	Hinweise/Kommentare
Block 1/32 ZZ			
1-8	2 Diagonal Taps re./li.	Swinging Arms	Aufbaumethode: Layering/ Holding Pattern: Tap (frontal)
9-16	2 Tap up re./li.	Clapping Hands	Start: 12 Diagonal Taps re./li. + Repeater Knee Lift re. (im Wechsel re./li.)
17-24	2 Side Knee Lift re./li.	Diagonal Ellenbogen zum Knie	1) 5.-12. Diagonal Taps (ZZ 9-24) ersetzen durch 4 Tap up re./li.
25-32	Repeater Knee Lift re.	Diagonal Ellenbogen zum Knie	2) 3.+4. Tap up (ZZ 17-24) in 2 Side Knee Lift re./li. ändern
Block 2/32 ZZ			
1-32	Wdh. Block 1 auf li.		Aufbau erfolgt gleichzeitig mit Block 1 auf li. Seite
Block 3/32 ZZ			

1-8	V- Step re./li.	Aufbaumethode: Layering/ Holding Pattern: Tap (frontal) Start: 6 V- Step re./li. + Stamp re. (im Wechsel re./li.)
9-16	Over the Top re.	Arme nacheinander in ein V nach oben strecken und wieder runter	1) 3.-6. V-Step (ZZ 9-24) ersetzen durch 2 Over the Top re.
17-24	L-Step re.	Biceps Curls	2) 2. Over the Top (ZZ 17-24) in 1 L-Step re. ändern
25-32	Stamp re.	Triceps Curls	
		Leicht Arme mitschwingen	
Block 4/32 ZZ			
1-32	Wdh. Block 3 auf li.		Aufbau erfolgt gleichzeitig mit Block 3 auf li. Seite
Block 5/32 ZZ			
1-8	2 Basic re.	Rudern öffnen	Aufbaumethode: Layering/ Holding Pattern: Tap (frontal) Start: 6 Basic re./li. + L-Step mit Squat re. (im Wechsel re./li.)
9-16	2 Tap Up re./li.	Rudern tief	1) 3.-6. Basic (ZZ 9-24) ersetzen durch 4 Tap up re./li.
17-32	L-Step mit Squat re.	Arme ausgetreckt nach vorne	2) 3.+4. Tap up (ZZ 17-24) in L-Step mit Squat re. ändern
Block 6/32 ZZ			
1-32	Wdh. Block 5 auf li.		Aufbau erfolgt gleichzeitig mit Block 5 auf li. Seite
FINALE			

Block 1 re. + Block 1 li. + Block 2 re. + Block 2 li. + Block 3 re. + Block 3 li. zusammenfügen und mehrmals wiederholen

Tabelle 4: Cool-down I

Cool-down I (ca. 5 Minuten/ Musik 120 bpm)
Ziele: Intensitätssenkung, Senkung des Pulses, Einleitung der Regenerationsphase

Beinbewegung	Arm-/Oberkörperbewegung	Hinweise/Kommentare
Basic li./re.	keine	Methode: Lineare Progression (LP)
Tap up (frontal) li./re.	keine	LP
Tap up (diagonal) li./re.	keine	LP
March li./re.	Keine	LP

Tabelle 5: Cool-down II

Cool-down II (ca. 5 Minuten/ Musik 100 bpm)
Ziele: Beweglichkeitserhalt, Einleitung der Regenerationsphase, Steigerung des Wohlbefindens, abgerundeter und ruhiger Abschluss der Kursstunde

Beinbewegung	Arm-/Oberkörperbewegung	Hinweise/Kommentare
Beide Beine etwa Hüftbreit auf dem Boden, Knie leicht gebeugt (ca. 20 sek.)	Oberkörper nach vorne neigen, Hände auf den Oberschenkeln oder Schienbeinen abstützen	Statisches Dehnen Oberschenkelrückseite
Beide Beine auf dem Boden, Hüfte bleibt gerade und gestreckt (ca. 20 sek.)	Re. Hand greift das re. Fußgelenk und zieht es richtung Gesäß, andere Hand ist eingestützt in der Hüfte, Oberkörper bleibt aufrecht	Statisches Dehnen der Oberschenkelvorderseite

Beide Beine auf dem Boden, Hüfte bleibt gerade und gestreckt (ca. 20 sek.)	Li. Hand greift das li. Fußgelenk und zieht es richtung Gesäß, andere Hand ist eingestützt in der Hüfte, Oberkörper bleibt aufrecht	Statisches Dehnen der Oberschenkelvorderseite
Re. Bein auf dem Stepper, li. Bein am Boden in einem Leichten Ausfallschritt, Verse des li. Beines langsam richtung Boden drücken (ca. 20 sek.)	Oberkörper aufrecht, Arme sind gestreckt über den kopf und gehen leicht hinter den Körper	Statisches Dehnen der Waden und Brust
Li. Bein auf dem Stepper, re. Bein am Boden in einem Leichten Ausfallschritt, Verse des re. Beines langsam richtung Boden drücken (ca. 20 sek.)	Oberkörper aufrecht, Arme sind gestreckt über den kopf und gehen leicht hinter den Körper	Statisches Dehnen der Waden und Brust
Leichter Grätschenstand auf dem Stepper, Knie leicht gebeugt, Hüfte bleibt gerade	Arme sind gestreckt über den Kopf, Oberkörper zeigt nach vorne und neigt sich langsam nach re. und hält (ca. 20 sek.)	Statisches Dehnen der seitlichen Rumpfmuskulatur
Leichter Grätschenstand auf dem Stepper, Knie leicht gebeugt, Hüfte bleibt gerade	Arme sind gestreckt über den Kopf, Oberkörper zeigt nach vorne und neigt sich langsam nach li. und hält (ca. 20 sek.)	Statisches Dehnen der seitlichen Rumpfmuskulatur
Leichter Grätschenstand auf dem Stepper, Knie leicht gebeugt, Hüfte bleibt gerade	Arme sind gestreckt über den Kopf, Oberkörper zeigt nach vorne und neigt sich langsam nach li. und hält (ca. 20 sek.)	Statisches Dehnen der seitlichen Rumpfmuskulatur
Schluss mit beiden Beinen am Boden	Beide Arme in einem Kreis über den kopf nach oben führen, dabei einatmen; nach unten ausschwingen lassen, dabei ausatmen (5x)	Gemeinsamer Abschluss der Stunde

3.5.2 Verabschiedung

Als Verabschiedung des Kurses besteht für den Kurstrainer die Möglichkeit, eine Verbindung zur Begrüßung herzustellen. Dies kann durch eine Zusammenfassung der genannten Schwerpunkte der Begrüßung erfolgen, wodurch die Stunde auf optimale Weise abgerundet werden kann. Des Weiteren bietet die Verabschiedung die Möglichkeit, potenzielles Feedback, Anregungen und Empfehlungen der Kursteilnehmer entgegenzunehmen. Dafür sollte der Kurstrainer nach dem Ende der Kursstunde wenn möglich zusätzliche Zeit einplanen, um individuell mit Kunden zu sprechen, die persönliche Anliegen haben. Zusätzlich kann der Kurstrainer die Verabschiedung nutzen, um für Angebote oder weitere Kurse im Studio zu werben.

4 Literaturverzeichnis

Behm, D. G., Blazevich, A. J., Kay, A. D. & McHugh, M. (2016). Acute effects of muscle stretching on physical performance, range of motion, and injury incidence in healthy active individuals: a systematic review. *Applied Physiology Nutrition and Metabolism* 41(1), 1–11.

Tous-Espelosân, M., Gorostegi-Anduaga, I., Corres, P., MartinezAguirre-Betolaza, A. & Maldonado-Martin, S. (2020). Impact on Health-Related Quality of Life after Different Aerobic Exercise Programs in Physically Inactive Adults with Overweight/Obesity and Primary Hypertension: Data from the EXERDIET-HTA Study. *International Journal of Environmental Research and Public Health* 17(24).

Geipel, J. & Weller, F. (2018). Wie wirksam ist Musik in der Neurorehabilitation?. *Neuroreha* 10(01), 17–20.

Landessportbund – Nordreihn Westfahlen. *Fachartikel zum Stundenbeispiel.* Zugriff am 13.02.2024. Verfügbar unter https://www.vibss.de/fileadmin/Medienablage/Sportpraxis/PH_Fitness/Aerobic/PH_FACHARTIKEL_09-1999_STEP_AEROBIC.pdf

Holloszy, J. O. (1998). The regulation of carbohydrate and fat metabolism during and after exercise. *Frontiers in Bioscience* 3(4), d1011-1027.

Spriet, L. L. (2014). New insights into the interaction of carbohydrate and fat metabolism during exercise. *Sports Medicine* 44(S1), 87–96.

Kulinski, J., Ofori, E. K., Visotcky, A., Smith, A., Sparapani, R. & Fleg, J. L. (2022). Effects of music on the cardiovascular system. *Trends in Cardiovascular Medicine* 32(6), 390–398.

Mir, I. A., Chowdhury, M., Islam, R. M., Ling, G. Y., Chowdhury, A. A. B. M., Hasan, Z. M. & Higashi, Y. (2021). Relaxing music reduces blood pressure and heart rate among pre-hypertensive young adults: A randomized control trial. *Journal of Clinical Hypertension* 23(2), 317–322.

Neumann, R. (2022). *Souverän auftreten: Auftritt, Wirkung, Rhetorik* (2., erweiterte Aufl.). München: Carl Hanser Verlag.

Hollmann, W & Strüder, H. K. (2012). *Sportmedizin: Grundlagen für körperliche Aktivität, Training und Präventivmedizin* (5. Aufl.). Stuttgart: Schattauer.

5 Tabellenverzeichnis

5.1 Tabellenverzeichnis

BEI GRIN MACHT SICH IHR WISSEN BEZAHLT

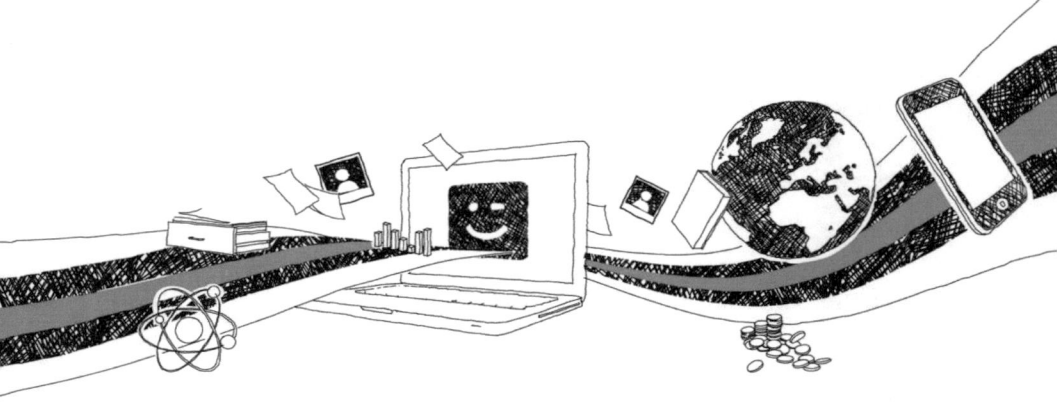

- Wir veröffentlichen Ihre Hausarbeit,
  Bachelor- und Masterarbeit

- Ihr eigenes eBook und Buch -
  weltweit in allen wichtigen Shops

- Verdienen Sie an jedem Verkauf

Jetzt bei www.GRIN.com hochladen und kostenlos publizieren

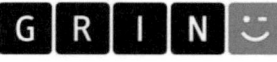